PIERRE WALCHER

Docteur en médecine

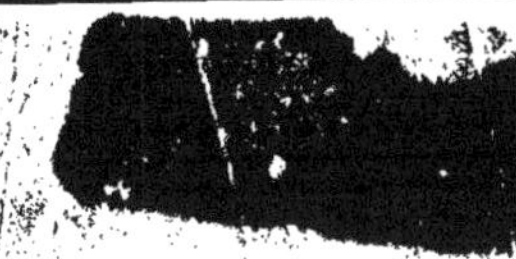

LE CANCER DE L'ŒSOPHAGE.

TECHNIQUE DE LA CURIETHÉRAPIE MODERNE.

STRASBOURG
IMPRIMERIE ALSACIENNE
1924

LE CANCER DE L'ŒSOPHAGE.

TECHNIQUE DE LA CURIETHÉRAPIE MODERNE.

PIERRE WALCHER

Docteur en médecine

LE CANCER DE L'ŒSOPHAGE.
TECHNIQUE DE LA CURIETHÉRAPIE MODERNE.

STRASBOURG

IMPRIMERIE ALSACIENNE

1924

A MES PARENTS.

A MA GRAND'MÈRE.

A MA TANTE.

A MA FIANCÉE.

en témoignage d'affection et de reconnaissance.

A la Mémoire de notre Maître vénéré

MONSIEUR LE PROFESSEUR SENCERT.

Hommage et respectueuse reconnaissance.

—————

A mon Président de Thèse

MONSIEUR LE PROFESSEUR STOLZ

Officier de la Légion d'Honneur.

Membre de l'Académie.

Nous le remercions de l'honneur qu'il nous a fait d'accepter la présidence de notre thèse et le prions d'agréer l'expression de notre respectueuse gratitude.

—————

AVANT-PROPOS.

Au moment où nous arrivons au terme de nos études médicales nous désirons exprimer ici à nos Maîtres de la Faculté de Médecine nos remerciements et notre sincère gratitude.

Mais qu'il nous soit permis d'apporter tout particulièrement à la mémoire de M. le Professeur SENCERT nos hommages respectueux et reconnaissants. M. le Professeur SENCERT a bien voulu nous accueillir dans son Service, la clinique chirurgicale A de l'Hôpital civil de Strasbourg et c'est à lui que nous devons ce sujet de thèse.

Nous prions M. le Professeur agrégé Dr SIMON d'accepter ici l'expression de notre reconnaissance pour la bienveillance dont il a fait preuve à notre égard et les conseils qu'ils a bien voulu nous prodiguer.

Nous désirons également remercier M. le Dr CANUYT, directeur de la clinique d'Oto-Rhino-Laryngologie pour avoir mis gracieusement sa bibliothèque à notre disposition.

L'avenir a plusieurs noms:

> Pour les faibles il se nomme l'impossible
> Pour les timides il se nomme l'inconnu
> Pour les penseurs et pour les vaillants
> il se nomme l'idéal.

Victor Hugo.

INTRODUCTION.

Au début de l'année dernière deux malades atteints du cancer de l'œsophage se présentèrent presque simultanément à la clinique chirurgicale A de l'Hôpital civil de Strasbourg. Service de M. le Professeur SENCERT. Ils furent traités, après examen, suivant les données modernes par le radium.

Revus deux mois plus tard, ils ne présentaient à l'œsophagoscope aucun signe de récidive.

Comme la question de la curiethérapie du cancer de l'œsophage est actuellement à l'ordre du jour, il nous a paru intéressant de publier ces deux cas dans tous leurs détails et à cette occasion de passer en revue les différents travaux publiés dans ces dernières années sur ce sujet afin d'en dégager les enseignements dont nous pourrons être à même de profiter.

Après de courtes généralités sur le cancer de l'œsophage, nous envisagerons la technique du diagnostic moderne.

Nous insisterons tout particulièrement sur l'emploi de l'œsophagoscope et sur le grand rôle joué de nos jours par la biopsie.

Nous étudierons ensuite les différents modes de traitement préconisés par les auteurs tant français qu'étrangers, et après avoir exposé les résultats qu'ils ont publiés, nous chercherons à l'aide de leurs observations et des nôtres de préciser ce que l'on peut attendre dans ces cas du traitement par le radium.

I. CANCER DE L'ŒSOPHAGE.

———

Généralités:

Dans presque chaque publication traitant de cette question se trouve relatée la statistique de LAMY mentionnant 410 cancers du tube digestif passés par le Service du Professeur MATHIEU à Paris au courant des années 1905 à 1909, dont 134, soit 30%, étaient des cancers de l'œsophage. Ces chiffres nous prouvent la fréquence de ce mal.

Il est à remarquer que le cancer se localise de préférence dans les parties basses de l'œsophage: le segment aortico-bronchique et le segment broncho-diaphragmatique.

Autre particularité: la fréquence du cancer chez l'homme. D'après les données de Lamy, il s'agirait de 64 % pour les hommes et de 36 % pour les femmes. Cette proportion est néanmoins très variable. Le maximum des cas de cancers œsophagiens se sont trouvés chez des individus de 50 à 60 ans. Cette maladie prédomine dans la classe ouvrière, ce qui s'explique par l'abus du tabac et de l'alcool, facteurs bien connus dans l'étiologie des cancers. N'oublions pas en outre l'importance de la leucoplasie œsophagienne pré-cancéreuse.

GUIZEZ [1]) parle de spasmes se portant principalement

———

[1]) Guizez, Etiologie de certains cancers ; Gazette des Hôpitaux, 1919, n° 31, p. 479 à 480.

au niveau de la traversée diaphragmatique ou au niveau de l'orifice supérieur; les phénomènes suivants se succéderaient alors d'après lui: spasme — stase — œsophagite — sténose inflammatoire et enfin néoplasme siégeant au-dessus de cette sténose dans la poche de rétrodilatation, lieu où les fermentations produisent une irritation chronique.

Symptômes:

Généralement le cancer œsophagien débute sous forme d'infiltration dans l'épithélium de la muqueuse, se fraye un passage à travers les fibres musculaires, mais trouvant le chemin libre vers la lumière intérieure il s'y développe de préférence en bourgeonnant.

Il présente par lui-même un caractère peu malin, il se développe lentement, insidieusement, sans douleurs, sans tendance à la généralisation, laissant longtemps l'appétit du malade satisfaisant.

Il n'en est pas de plus grave, car se développant dans une portion relativement étroite du tube digestif, il en amène progressivement la sténose et tue le malade par la faim.

Dans la majeure partie des cas, la tumeur est unique et s'étend sur une hauteur de 4 à 7 cm. sans envahir toute la circonférence du col. (LAMY, Thèse Paris, 1910.) Par cette évolution lente, insidieuse, le début exacte de la cancérisation ne peut être fixé; c'est le malade qui rapporte son premier symptôme à n'importe quelle cause extérieure, moment où le cancer progressait déjà depuis un certain temps.

Le malade se plaint particulièrement de la dysphagie qui se manifeste progressivement avec l'évolution de la

maladie. De la gêne de déglutition des aliments solides,
pain et viande, elle ne tarde pas à se produire pour les
liquides.

Les douleurs ne se manifestent pas dès le début de
la maladie. Elles sont le signe d'atteinte des nerfs
sensibles du feuillet pariétal de la plèvre, nerfs qui
entourent comme une gaine les muscles de l'œsophage
et les ganglions lymphatiques. Les nerfs sont atteints
soit par progression réelle du cancer au delà de la couche
musculaire, soit par lymphangite progressive, événe-
ment lui-même tardif, car suivant les travaux de l'APE [1])
il n'existerait pas de communication entre les vaisseaux
lymphatiques de la muqueuse et ceux de la musculeuse.

Une hyperproduction de salive visqueuse et filante,
la sialorrhée se fait remarquer, produite soit par compression du laryngé supérieur (réflexe de ROGER) soit
plus simplement par la mastication lente du malade.
Quelquefois on y constate des petites stries sanguino-
lentes. L'haleine est fétide et d'une odeur sphacélique
et le bas de la langue est d'un aspect sabural.

L'amaigrissement est plus ou moins rapide, mais
résulte uniquement de la difficulté d'alimentation, la
vraie cachexie cancéreuse n'étant qu'un signe pré-
curseur de la mort.

Abandonné à lui-même et parvenu à ce stade, le
cancer a une évolution rapide et fatale. C'est un cancer
sténosant, interdisant l'alimentation, d'où il s'en suit
une inanition complète agravée par les complications
nombreuses dues à l'envahissement des organes voisins,

---

[1]) Pape Karl, Diagnose des Œsophaguskrebses ; Dissertation
Heidelberg, 1913.

bronche et aorte, se trouvant en contact intime avec les tissus de l'œsophage.

La mort survient dans l'intervalle de 6 à 10 mois par inanition, par broncho-pneumonie ou par hémorrhagies.

Métastases ganglionnaires:

Pour le traitement ultérieur la question des métastases ganglionnaires exige une mention spéciale. La fréquence des métastases des cancers de l'œsophage reste presque inconnue. Anatomiquement, nous avons deux groupes de chaînes ganglionaires pour le segment cervical: les ganglions carotidiens et cervicaux-inférieurs situés dans la fosse sus-claviculaire entre la veine jugulaire interne et la veine sus-claviculaire; pour le segment thoracique: le groupement intertrachéo-bronchique et péri-œsophagien de Vesale, indépendant suivant les travaux de BEITZKE du groupement cervical, ce qui rendrait illusoire la recherche des ganglions dans la fosse sus-claviculaire dans les affections cancéreuses de la portion thoracique. Rarement en effet il est donné d'observer des ganglions sus-claviculaires, le ganglion de TROISIER notamment, ou quelques ganglions carotidiens durs au niveau du chef sternal du cleido-mastoïdien.

Ces réserves faites, voici les conclusions de: GORDON F. HELSLEY: Dans 64 % des cas il n'y avait aucune métastase, ni dans les ganglions, ni dans un organe voisin. Dans 6 % des cas il y avait des métastases dans les ganglions voisins, dans le médiastin postérieur en arrière de l'œsophage. Dans 30 % des cas — cas avancés

— les métastases étaient rencontrées dans les ganglions éloignés ou dans d'autres organes.

Ces faits s'ils étaient confirmés, encourageraient à poursuivre les essais de traitement local du cancer de l'œsophage. Ils démontreraient le peu de tendance à la généralisation de ce cancer, ou plutôt, ils laissent croire que le malade meurt de faim avant que la généralisation ait pu se produire.

II. DIAGNOSTIC.

Vis-à-vis d'un malade présentant des symptômes et des antécédents pareils, un diagnostic s'impose, celui du cancer. Néanmoins il reste à être confirmé.

Nous ne nous occuperons pas du diagnostic différentiel, nous nous contenterons de fixer la technique à suivre et des renseignements à tirer en vue d'un traitement curie-thérapeutique aussi rationnel que possible.

Nous ne nous attarderons donc pas aux procédés d'antan: l'auscultation, la percussion, procédés tout à fait insuffisants et infidèles.

Dans la cure du cancer œsophagien il est une notion de première importance: c'est celle de la nécessité de déterminer de façon précise les limites du néoplasme.

En effet la situation profonde de l'œsophage en fait un organe difficilement accessible aux procédés d'exploration les plus courants: la vue et le toucher. Ce n'est qu'indirectement qu'on peut arriver à un diagnostic positif.

Le diagnostic à faire devra préciser ces points:

Hauteur,
Profondeur,
Circonférence de la lésion et éventuellement
Développement de ces métastases.

Voyons ce que donnerons ces méthodes:

a) *Cathélérisme.*

Depuis que la radioscopie et surtout l'œsophagoscope ont complètement éclairé la pathologie de l'œsophage, convient-il de conserver le simple cathétérisme comme mode d'exploration de ce conduit? Avant de s'en servir il est bon d'insister sur un point bien connu cependant, mais qu'il est utile de répéter: il ne faut pas pratiquer de manœuvres intra-œsophagiennes sans avoir fait faire une radioscopie au point de vue thoracique et surtout aortique. En cas de cancer notamment soyons prudents: les tissus sont friables, le poids d'une sonde encore accrue par la main de l'opérateur est capable de produire une perforation. La lumière peut être excentrique, on peut s'engager dans un diverticule, une fausse route est imminente, les parois étant sclérosées le cathéter peut s'enrouler au fond de la poche de dilatation.

Pratiqué habituellement dans la position de la tête en flexion légère (von HACKER; SENCERT), la bougie est introduite de préférence dans la gouttière gauche, guidée préalablement par l'index droit introduit dans la bouche. Pour ce cathétérisme on se sert dans notre clinique des bougies plombées et flexibles de BOUCHARD. On a ainsi un premier renseignement de localisation possible du rétrécissement. Dans ce cas, on examine minutieusement la bougie ramenée et on regarde s'il y a du pus, du sang, du liquide sanieux, indices très probables de néoplasie. En tous cas ne forçons jamais le glissement de la sonde.

En face du danger réel que peut présenter un cathétérisme et du peu de netteté de renseignement que nous en tirons, la radioscopie devrait toujours précéder tout autre examen.

b) *Radioscopie:*

Pour dégager le médiastin postérieur et explorer l'œsophage aux rayons X nous plaçons le malade en position oblique antérieure droite — en suivant par là la méthode de la plupart des œsophagologistes — pour mettre en évidence l'espace clair médian où se trouve l'œsophage entre l'ombre de la colonne vertébrale d'une part et l'ombre cardio-aortique d'autre part. On pourra observer à l'examen simple du thorax des ombres hilaires exagérées, de l'obscurité dans la partie moyenne du médiastin, indice de métastases. Le cancer lui-même forme dans quelques cas où il est squirrheux et assez développé une ombre grise.

Le principe de la radioscopie consiste à faire avaler au malade à jeun une substance opaque aux rayons X: bol alimentaire artificiel solide, pâteux ou liquide dont on étudie la progression. La pâte s'arrête plus ou moins longtemps au-dessus de la sténose, puis quand elle passe montre la forme et la longueur de la portion stricturée. L'absorption du liquide indique s'il y a de la dilatation sus-stricturale et son degré, en général peu prononcé. On pourra terminer, ce qui n'est pas très nécessaire, en faisant avaler au malade un cachet opaque. Il peut d'abord marquer un temps d'arrêt au niveau du spasme. Arrivé sur la sténose souvent il ne la franchit pas. On peut le voir remonter à plusieurs reprises sous l'influence des contractions anti-péristaltiques. Il finit par se rompre et s'émietter.

Il pourrait s'agir de compression extrinsèque: on voit l'œsophage dévié dans toute sa longueur. L'arrêt par spasme sphinctériel — souvent ajouté à la sténose organique — se différencie assez nettement de l'arrêt dû à un retard de progression au niveau du corps œsophagien par la soudaineté du phénomène, par l'angoisse qu'il crée, par son inconstance : la lourdeur de la bouillie le vainquant facilement. Dans les lésions néoplasiques l'image montre souvent un canal à bords déchiquetés où la bouillie coule en filets vermiculaires.

En ce qui concerne la curiethérapie, il est indispensable de connaître de façon aussi précise que possible l'extension de la tumeur dans les trois dimensions afin de calculer son volume exact et d'y proportionner les doses d'irradiation.

Dans le sens de profondeur (vers le médiastin) les limites du néoplasme sont de détermination difficiles. La densité du tissu néoplasique est trop peu différente de celle des tissus cellulaires du médiastin pour qu'on puisse espérer en déduire une limitation même approximative de la tumeur. La projection de ses ombres sur des contours précis comme ceux de la colonne vertébrale peut nous aider à apprécier l'extension du néoplasme.

Dans le sens de la hauteur la détermination est beaucoup plus aisée, quoique la limite inférieure par la radioscopie normale puisse échapper à notre investigation. C'est ainsi qu'en Belgique le Dr LEDOUX[1]) notamment s'est adressé à la radioscopie à coulée renversée. Le malade est couché tête en bas incliné à 45°. Par la

---

[1]) Dr Ledoux, Diagnostic et traitement du cancer de l'œsophage ; « Le Cancer », n° 1 du 15 novembre 1923, p. 69 à 75.

gastrostomie faite dans tous les cas de cette affection, son estomac est rempli d'une bouillie opaque; ainsi se dessinera le pôle inférieur de la tumeur par régurgitation de la bouillie gastrique dans l'œsophage. La hauteur exacte de la lésion est ainsi fixée.

Dans des cas un peu précoces, la radioscopie pourra ne pas donner des renseignements exacts.

Il nous restera à faire l'inspection directe du foyer cancéreux au moyen de l'œsophagoscopie.

c) *Œsophagoscopie*:

Par les caractères particuliers des lésions observées, l'œsophagoscope va nous renseigner sur l'existence de tumeurs ou de spasmes, précisera le siège, le nombre, la forme des néoplasies, sans toute fois qu'on puisse lui demander de trop. Outre la contribution à l'établissement d'un diagnostic précis, elle facilitera dans bon nombre de cas l'application d'un traitement local approprié.

Son emploi nécessitera des connaissances approfondies topographiques sur la direction et la forme de l'œsophage, sur l'aspect d'un œsophage normal à muqueuse rose, mobile; nous n'y revenons pas.

L'instrumentation qu'on utilise à la Clinique chirurgicale A se compose de tubes en acier nickelé, cylindriques et gradués. Leur diamètre répondant à 12-13 mm., est suffisant pour permettre d'étudier à son aise le champ visuel.

On pratique l'œsophagoscopie dans notre Clinique en position couchée selon HACKER, soit sur le dos, soit latéralement quand il y a beaucoup de sécrétions qui de cette manière pourront s'écouler en toute facilité.

Le malade sera à jeun. L'anesthésie chez les adultes est toujours locale et pratiquée à l'aide d'un porte-coton imbibé d'une solution de cocaïne de 1/20, même de 1/100 chez des malades peu douillets. On commence par badigeonner le voile du palais, puis la paroi du pharynx et la base de la langue puis on introduira à travers l'orifice supérieur de l'œsophage le tampon cocaïné. Le tube sera stérilisé, la face interne bien nettoyée, l'extrémité passée sur un tampon imbibé d'huile de vaseline.

Sans hâte exagérée et en profitant d'un espace dentaire on procède sous le contrôle de la vue à l'introduction du tube par le sinus piriforme droit. Il pénétrera par l'orifice supérieur de l'œsophage. C'est là un temps délicat, car pour peu que l'anesthésie soit insuffisante, la bouche œsophagienne normalement fermée et plissée se contracture et rend difficile la pénétration de l'instrument au travers de ses deux lèvres. Il est utile à propos de cet accès de prévenir le malade qu'il n'est que passager et qu'il cessera lors de la pénétration plus avancée du tube, qu'il faut pour les éviter, les amoindrir tout au moins, faire de fortes inspirations. Sauf en cas de fausse direction, cette orifice franchi, la descente se fait facilement à travers toute la portion thoracique de l'œsophage, tout en relevant légèrement la tête du malade. La muqueuse nous paraît rosâtre, luisante du fait de l'humidité de sa surface se déplissant en rosette dans les parties hautes. Les plis sont mous et veloutés ce qui rendra reconnaissables les infiltrations. La paroi est animée de mouvements respiratoires et circulatoires et est légèrement mobile sous l'action de la poussée du tube.

Aspect de la tumeur:

On peut rencontrer des tumeurs bénignes comme des polypes, mais ce que l'on voit couramment, c'est l'épithélioma, car la plupart des lésions graves chroniques de l'œsophage sont de nature maligne. En approchant du point présumé on constate souvent un cercle d'œsophagite étendu sur une hauteur de 2 à 3 travers de doigt, la muqueuse est d'un rouge vif, œdématiée. Le cancer nous apparaîtra plus bas. Envahissant la paroi il peut pendant longtemps être recouvert d'une muqueuse normale. Les signes caractéristiques à ce stade sont:

1° Absence d'un ou de plusieurs froncements radiés entre les plis.

2° Asymétrie pendant l'élargissement respiratoire de la lumière.

3° Sensation de dureté de la paroi lors de la palpation quand on poussera contre elle l'orifice du tube en contraste avec la paroi normale, mince, mobile et souple.

D'autres cancers nous feront voir une collection sanieuse purulente et hémorragique reposant sur un fond bourgeonnant et ulcéré. On évacuera les détritus par l'emploi de la pompe aspirante. A cette place l'endoscopie montre une surface nodulaire fortement vascularisée, ulcérée à une place à bords sapés dont le fond par l'inclinaison du cratère perpendiculairement à la paroi n'est pas bien visible. Il y a presque constamment suintement de sang en quantité plus ou moins considérable même avant qu'un instrument quelconque ou qu'une éponge de gaze soient venus en contact avec la surface ulcérée. Et nous aurons ainsi d'après les cas, une classification macroscopique d'intérêt purement anatomique.

Nous suivons la description qu'a faite M. le Professeur SENCERT dans son traité des maladies de l'œsophage:

1º Forme bourgeonnante, polypeuse, implantée sur une base épaisse;

2º Forme végétante papillomateuse obstruant la lumière;

3º Forme ulcéreuse saignante, la plus fréquente;

4º Forme infiltrée par refoulement de la muqueuse par une masse développée dans l'intérieur même des parois.

Dans certains cas on découvre facilement l'orifice au niveau de la stricture, reliquat du canal œsophagien, mais il arrive aussi qu'il est masqué par les excroissances de la tumeur, son aspect est variable, tantôt circulaire, tantôt ovale, en forme de fente et surtout quand il s'agit de sténose serrée, il est punctiforme. Autre caractère remarquable: la situation de l'orifice est en général reporté complètement sur le côté, c'est ce qui explique la difficulté du cathétérisme sans œsophagoscopie. J'insiste encore sur la question du spasme qui peut gêner évidemment, mais qui, lorsqu'il est permanent, peut bien être d'après SARGNON symptomatique pour un cancer sous-jacent. L'étendue en profondeur restera souvent problématique, la sténose et les bourgeons nous interdisant la vue et la progression vers en bas. Tout au plus par des mouvements répétés du tube nous pourrions apprécier certaine induration de la paroi, signe d'un développement plus ou moins avancé du cancer. D'autre part la découverte des lésions précoces par l'œsophagoscope est plutôt l'effet du hasard, car ainsi que nous le ferons remarquer ultérieurement, l'insidiosité et le peu d'importance des symptômes au début font retarder les examens œsophagoscopiques. Au surplus, ces lésions de début si l'on n'est pas fixé préalablement sur leur siège probable par un examen radiologique approprié qui fait porter tube et pince à biopsie sur tel segment du conduit, sont très difficiles à déceller. Néanmoins les renseignements donnés par la radiographie compléteront utilement les vues de l'œsophagoscope et la synthèse faite on pourra obtenir des notions exactes sur la propagation probable du cancer et sur la nature de résistance du tube œsophagien.

LA BIOPSIE.

Malgré les examens décrits précédemment, il peut subsister des doutes sur la nature de l'affection, je ne mentionne que le rétrécissement syphilitique ou tuberculeux. On procédera pour cette raison à la biopsie. En matière de cancer toute les fois qu'un prélèvement de tissus peut être effectué, la biopsie devrait être en quelque sorte le complément obligatoire du diagnostic clinique, non seulement pour le confirmer, mais encore et surtout pour le compléter et par suite préciser les indications du traitement à instituer. Elle peut fournir un diagnostic précoce. Au laboratoire toutes les manipulations nécessaires pour la confection des coupes peuvent être effectuées en deux jours. On n'a donc pas à attendre longtemps le résultat de l'examen microscopique et la peur d'un coup de fouet à l'évolution du cancer n'est pas à craindre, le traitement suivant de près la réponse.

Pendant la première séance d'œsophagoscopie après avoir par un lavage nettoyé les ulcérations et les bourgeons, on introduit une pince à mors fenêtrée ou un emporte-pièce rond dont le manche courbé en angle facilitera la vue et l'on cherche à saisir un fragment de tissu. Autant que possible une biopsie doit intéresser le bord de la lésion, c'est-à-dire à la fois la tumeur et le tissu adjacent non envahi. Bien choisir l'endroit de la biopsie, bien effectuer le prélèvement n'est pas toujours aisé. Dans toutes ces manipulations il faut agir délicatement évitant de saisir le fragment entre les mors de la pince et de l'écraser. En effet là ou le tissu est écrasé, les cellules sont méconnaissables et il est impossible de faire un diagnostic. Partiellement nécrosés ou non, les débris, s'ils ont été recueillis avec des caillots devront en être dégagés en les dilacérant doucement et en absorbant le sang liquide sur une compresse de gaze. L'histologiste qui reçoit le fragment ignore s'il faut le couper en long, en large ou en travers, aussi est-ce une bonne précaution que d'indiquer par un dessin schématique comment la biopsie a été prélevée. Aussitôt prélevée on plongera la biopsie dans le liquide fixateur. On s'adressera à des hommes de laboratoires, à des histologistes de carrière. L'histologiste peut déclarer qu'il n'a point vu de cellules cancéreuses, mais on ne peut en inférer qu'il ne s'agit pas de cancer, car ainsi que nous l'avons nous-même observé (Observation II), le prélèvement a pu être défectueux. Un autre prélèvement serait indiqué.

Les différents points à examiner de nos jours seront :

1° les éléments constitutifs, la variété de la tumeur.

L'épithélium normal de ces régions est du type pavimenteux stratifié, c'est un épithélium épidermoïde constamment baigné dans une atmosphère humide. Un cancer y naît. Son aspect macroscopique ne correspond pas à sa constitution histologique spéciale. Nous connaissons les cancers spino- et baso-cellulaires et la grande classe des cancers intermédiaires. Sans m'attarder à leur description histologique, un point tout de même a une certaine importance: souvent une infection secondaire comme l'attestent de nombreux leucocytes qui ont envahi les tissus et un stroma inflammatoire viennent s'ajouter à l'image du cancer, constatations d'un pronostic moins favorable. Parfois la constatation d'une lymphangite cancéreuse révélera l'envahissement des voies lymphatiques. Une importance considérable pour le pronostic représentera l'envahissement plus ou moins complet de la musculeuse, même de l'adventice du tube œsophagien. L'axiome spino-cellulaire — cancer radio-résistant, baso-cellulaire — cancer radio-sensible n'a plus cette valeur absolue d'autrefois; nous connaissons de nos jours nombre de critères plus appréciables pour la vérification d'une radio-sensibilité spéciale.

2° Rôle de la cellule cancéreuse:

L'activité de la prolifération épithéliale est indiquée par la morphologie de ses éléments. Plus cette prolifération est rapide, moins la différenciation est parfaite, plus les cellules jeunes s'éloignent de leur forme ancestrale pour se rapprocher d'un type embryonnaire dépourvu de ses caractères primitifs. Dans les derniers temps l'Ecole de Paris (REGAUD, LACASSAGNE, ROUSSY) a tenté de chercher dans une étude histologique plus détaillée des signes précis indiquant une bonne sensibilité aux rayons X.

Parmi ces caractères le premier en importance est *l'activité reproductrice*. « La radio-sensibilité est une propriété du noyau cellulaire, dit REGAUD, et c'est la division cellulaire avec sa caryokynèse qui est son principal moment. » On pourra établir le rapport entre le nombre des cellules en caryokynèse et celle en repos — *l'index caryokynétique* d'après les travaux de M. BERGONNIE et M. TRIBONDEAU — d'où on pourra se faire une idée sur la radio-sensibilité. En pratique, cette méthode n'est guère fidèle, car les prélèvements de la même biopsie montrent des différences parfois énormes dans le nombre relatif des mitoses.

Un second: *la brièveté de la vie cellulaire*, par l'appréciation de la grande proportion des éléments en dégénérescence, gigantisme nucléaire et noyaux multiples.

En troisième lieu: *la fragilité cellulaire* dont témoigne l'arrêt de développement du territoire cancéreux en certains points mal irrigués, la stérilisation spontanée de rameaux épithéliaux dont les débris deviennent des foyers d'appel pour les polynucléaires ou le centre de cellules géantes multinuclées.

3° *Rôle du tissu conjonctivo-vasculaire*:

Le développement du cancer relève de deux facteurs: d'une part l'envahissement épithélial, d'autre part la défense plus ou moins insuffisante des tissus envahis. L'étude du tissu conjonctivo-vasculaire peut fournir des renseignements très utile à cet égard. La réaction du stroma peut être antérieure au début de la tumeur (signature de l'irritation prolongée qui a aboutit à l'évolution maligne), elle peut être secondaire à l'évolution en marquant un véritable effort de l'organisme contre le cancer envahissant. MM. ROUSSY et LEROUX ont établi une distinction des divers types du stroma au point de vue de la défense sur les bases générales suivantes:

Stroma bon: fibroblastes nombreux et serrés, fibres collagènes abondantes, vaisseaux en bon état, à parois normales, infiltration interstitielle de cellules lympho-plasmatiques et de polynucléaires éosinophiles.

Stroma mauvais: reticulum lâche, œdémateux, infiltré de polynucléaires neutrophiles, vaisseaux à parois en nécrose fibrinoïde, plaques nécrotiques interstitielles.

Assurément, toutes ces raisons admises, il s'agit de ne pas confondre la radio-sensibilité vraie, fonction de la structure et des propriétés biologiques du néoplasme avec d'autres facteurs de difficultés, tant anatomiques: épaisseur, infiltration, dissémination, que techniques: notre insuffisance des moyens et le peu de connaissance que nous possédons.

Nous voyons que de nos jours la biopsie tend à devenir de plus en plus un art médical devant diriger le traitement.

La préoccupation essentielle qui nous guidait au fur et à mesure de notre diagnostic fut constamment le soucis de nous former une image aussi exacte que possible du développement du cancer afin d'en tirer des conclusions et l'espoir d'un traitement curateur. La radioscopie nous avait démontré une lésion peu étendue, dans les deux observations que nous apportons, la dimension du champ infiltré n'était que de 2 à 3 cm. environ. Sauf pour la première observation on distinguait en plus une condensation du parenchyme œsophagien. L'œsophagoscopie nous éclaira sur l'accroissement du cancer, sur les pourtours de l'œsophage (en demi cercle).

Pour juger de la rapidité de développement d'un néoplasme, des dates comme mesure de dimension peuvent être plus précises que l'index caryokynétique. L'allure clinique, confrontée avec la structure histologique nous paraît fournir la meilleure base d'appréciation pour les modalités d'un traitement par irradiation.

DIAGNOSTIC PRÉCOCE.

Après avoir fait toutes ces recherches, nous devrons souvent constater que le cancer a dépassé les limites de la curabilité. La même sévérité de pronostic est affirmé par CHEVALLIER-JACKSON par exemple et par tous les auteurs qui se sont occupés de cette terrible affection. Cependant ici, comme dans les autres domaines de la pathologie du cancer, le pronostic, fatal quand il s'agit de lésions avancées, s'améliorerait considérablement, si le diagnostic était posé de façon plus précoce, en décelant ce qu'on est convenu d'appeler les lésions pré-cancéreuses: plaques de leucoplasie, zones d'œsophagite dues à des spasmes de sphincter, à des sténoses inflammatoires sous-jacentes ou à des dilatations diverticulaires, plus exceptionnellement à des plaques de lupus. Mais cette précocité de diagnostic est pour l'œsophage plus peut-être que pour tout autre organe de réalisation extraordinairement laborieuse. C'est là que le médecin doit montrer sa perspicacité pour dépister le mal initial.

Disons en passant qu'en cas de doute, la question du traitement d'épreuve pour syphilis est jugée, notamment par DARIER, REGAUD, un temps précieux et long étant perdu, tandis que la biopsie tranche la question en 48 heures. N'oublions pas que d'après les dires de chirurgiens éminents 80 % des cancéreux arrivent trop tard en vue d'obtenir encore un résultat favorable.

Le diagnostic précoce prime tout autre considération, c'est de lui que dépendront les chances de guérison.

III. LE TRAITEMENT.

Généralités :

Nous ne nous occuperons à ce sujet que du traitement curiethérapique. Nous passerons en revue la technique employée par les différents auteurs, nous confronterons les résultats signalés et verrons aussi d'après nos propres cas l'espoir que nous pouvons fonder sur ce nouveau procédé de traitement.

Autrefois, le problème se posait d'une manière assez simple, si la tumeur est opérable, c'est-à-dire susceptible d'être enlevée d'une manière large, absolue et complète, le chirurgien se charge de l'opération. Si au contraire la tumeur est inopérable on confie le malade au radio-thérapeute qui le soumet au traitement par les rayons X. Les interventions chirurgicales dans l'œsophage présentent une gravité exceptionnelle. CHEVALIER-JACKSON ne dit-il pas: « L'œsophage ne supportera pas les opérations que le cerveau même peut supporter. » Les meilleurs résultats sont obtenus par l'extirpation de l'œsophage cervical. D'après une statistique de von HACKER on compterait une mortalité de 48 % consécutive à l'opération, pour ne pas parler des insuccès ultérieurs. Les résultats deviennent défavorables dès qu'il s'agit d'extirpation du cancer thoracique. Les accidents sont en général immédiats et variés. Ultérieurement les infections, puis les récidives sont la cause principale d'une issue fatale.

Dans ces conditions l'utilisation du radium — aussi sceptique fut-on sur son efficacité — semblait être indiqué. L'échec est fatal si, soit après l'acte chirurgical, soit après la radiothérapie, il persiste des cellules cancéreuses. Nous nous tenons encore toujours à ce précepte que d'une manière générale on ne devra renoncer à l'exérèse chirurgicale, dans une espèce et une localisation données du cancer, qu'après qu'il aura été prouvé que les procédés radio-thérapiques donnent des résultats équivalents à ceux de la chirurgie; cela non pas en considération des cas isolés ou récents, mais en tenant compte de statistiques portant sur un nombre de cas suffisants pour exclure le hasard. Les chirurgiens devraient être en constante collaboration avec les histologistes. C'est par cette union intime du chirurgien, du pathologiste du cancer et du radiologiste que l'on obtiendra le maximum de guérisons compatibles avec l'état actuel de nos connaissances.

Principes de radiothérapie.

Au point de vue technique, la méthode est en pleine évolution. Son emploi se modifie et s'améliore presque quotidiennement. Il y a des méthodes d'application qu'on ne doit plus utiliser, car elles sont fatalement suivies d'échecs. Par contre il y a des techniques mieux mises au point qui donnent de meilleurs résultats et qui sont à recommander.

Pour pouvoir apprécier avec exactitude les résultats que peut fournir le radium appliqué au traitement d'un cancer donné, il est indispensable de s'astreindre à des règles rigoureuses de technique. Il importe de réaliser

une irradiation aussi homogène que possible de la totalité de la tumeur, de traiter simultanément les zones
d'ensemencement ganglionaire, de donner une dose telle
qu'elle soit certainement stérilisante et non pas excitante
et de ne pas provoquer de lésions des tissus sains en-
vironnants. Le principe qui veut une irradiation égale
dans toutes les parties de la tumeur parait incompa-
tible avec la loi suivante: l'intensité du rayonnement
en des points donnés est inversement proportionnelle au
carré de leur distance à la source radioactive. Les petites
doses qui agissent favorablement sur le tissu malin
immédiatement et en contact avec la tumeur peuvent
être tellement affaiblies quand elles atteignent des
parties plus distantes de la tumeur, qu'elles ont plutôt
un pouvoir stimulant qu'inhibitoire. Notons en passant
que le champ optimum d'irradiation pour les sels de
radium n'atteint qu'une profondeur de 1 1/2 à 2 cm.
L'irradiation homogène de la masse néoplasique est
donc difficile à obtenir et on se trouve en présence soit
de la brûlure ou de l'inefficacité. La question semble
être maintenant au point, M. REGAUD a tout récem-
ment étudié les conditions d'efficacité et d'inocuité
dans la radiothérapie. On évite la brûlure par de bons
filtres de 0,4 mm. de plomb ou de 0,2 mm. argent, quant
à la dose, des auteurs cherchent à l'augmenter allant
jusqu'à 200 mg. de bromure de radium, d'autres restent
fidèles aux doses de 60 mg. environ. Nous recevons
ainsi une activité de rayons ultra-pénétrants, de quantité faible il est vrai par rapport au rayonnement total
(1,8 %), mais son action est remarquable sur les tumeurs malignes et bien moins appréciable sur les tissus
sains.

L'instrumentation: Les appareils sont d'une grande simplicité. Le radium est contenu dans des tubes de Dominici d'une longueur de 2 à 3 cm. sur une épaisseur de paroi de 2 à 3 mm. constituant une forme extrêmement pratique pour porter un foyer de rayonnement dans une cavité naturelle. Entouré de leur filtre en argent ou en platine on cherche à éviter le rayonnement secondaire très nuisible pendant les applications qui tendent à devenir de plus en plus longues, par interposition d'une matière moins dense, gomme ou caoutchouc par exemple. Dans toutes les applications l'idéal exigerait:

1º L'adaptation exacte des préparations à la forme anatomique de la lésion (moulures).

2º Une mise au point irréprochable: contact assuré du foyer radiant avec le néoplasme pendant toute la durée de l'application sans modification possible sous l'action des sécrétions ou de toute autre influence de la part du malade.

3º Une application sans douleur, tout au moins suivant le mode le moins désagréable pour le malade, diminution de dangers: hémorragies, ensemencement.

4º Du point de vue économique: la diminution plus grande des frais du matériel.

TECHNIQUE.

La forme anatomique de l'œsophage et sa situation profonde devait tout naturellement indiquer la seule méthode sérieuse permettant le traitement au radium: celle de déposer des tubes de radium dans la lumière de l'œsophage à l'aide de longues sondes. Le traitement curiethérapique du cancer de l'œsophage se heurte à des facteurs défavorables tenant à la structure et à la situation de cet organe. Mince tube muco-musculeux, il traverse le médiastin postérieur en contact pendant son long trajet avec des organes importants: plèvre, bronches trachée, péricarde, aorte. Cette mince musculeuse est un bien fragile obstacle qui se laissera facilement forcer par la cellule cancéreuse. Cette péri-œsophagite néoplasique va rapidement envahir les organes voisins. Qu'un traitement curiethérapique efficace intervienne à ce moment, on verra toute cette masse néoplasique fondre et laisser à sa place une vaste perte de substances qui mettra en communication l'œsophage avec la trachée, la plèvre, etc.... complication amenant la mort plus ou moins rapidement. Il est donc indispensable de réserver le traitement aux cas de cancer limité à la paroi œsophagienne. Le procédé le plus recommandable serait l'introduction de foyers radio-actifs dans la tumeur elle-même réalisable seulement par des tubes très petits piqués au sein de la tumeur (la radiumponcture).

Mais les difficultés de technique trop nombreuses interdisent ces méthodes pour le cancer de l'œsophage.

Les premières tentatives datent déjà d'il y a 20 ans et sont toutes empiriques. Les premières notions sur le radium acquises, on traitait plutôt au petit bonheur et l'on soumettait le malade s'il pouvait le supporter à un traitement prolongé au radium, séances souvent répétées et à fortes doses. On procédait sans technique spéciale, sans contrôle, d'après les sensations du toucher. Des auteurs comme EINHORN, EXNER, BERGONNIÉ s'en occupèrent parmi les premiers en employant soit une sonde à mandrin sur laquelle était vissé le tube de radium, soit un tube simplement fixé à un fil pour pouvoir le ressortir. BERGONNIÉ, le seul fit un contrôle de l'emplacement des tubes par la radioscopie. En 1909, HILL William relate différents cas d'application de radium. Dans le premier cas il fit 5 applications de 50 mg. représentant une durée de 200 heures. Dans un autre deux applications pendant 30 heures, mais ces cas eurent une issue fatale. En 1912 pour la première fois, GUIZEZ relate à la Société Médicale des Hôpitaux de Paris deux cas de guérison (deux ans) sur 26 cas traités purement palliativement. C'était l'ère des premiers tâtonnements. On avait grande confiance dans la puissance thérapeutique du radium. Les premiers effets du traitement se traduisaient par une sialorrhée très abondante qui semblait bien être la réaction salutaire du radium sur les cellules nocives, car le liquide avait une odeur fétide et sphacélique très prononcée. L'augmentation de calibre du point sténosé et une facilité plus grande de déglutition en était la suite. En général la repullulation de la tumeur était rapide. GUIZEZ croyait que les échecs enregistrés jusqu'à ce jour étaient dus aux faibles doses de radium employées. Le traitement en général trop tardif est certainement une cause capitale d'insuccès. A côté de cela le problème présentait et présente encore trop d'inconnu du côté de la tumeur aussi bien que du côté du radium et les procédés d'application étaient certainement défectueux.

Pouvons-nous espérer un effet plus nettement curatif de la part du radium et dans quelles conditions serons-nous en droit de l'espérer? Le traitement aura d'autant plus de chance qu'il satisfera aux principes suivants:

1º Action précoce sur une tumeur peu étendue;

2º Doses choisies en proportion avec la durée d'application;

3º Une irradiation homogène quoique difficile à obtenir.

De plus en plus les données furent approfondies. On se laissait guider par les théories récentes, dont l'école française avait recherché la certitude. Surtout après la guerre des communications se multiplièrent.

Ricardo BOTEY dans une brochure parue en 1919 indique sa technique. Il se borne à vérifier la position de la tumeur à l'aide de l'œsophagoscope, et ensuite introduit le tube radifère placé à l'extrémité d'un ruban gradué en centimètres servant de conducteur. On peut ainsi surveiller tout changement de place du tube radifère. La dose est de 3 à 5 cgr. (les doses de 10 à 20 cgr. employées par d'autres auteurs lui semblent excessives). La durée des séances est de 6 heures avec intervalle pendant 4 à 8 jours. Au bout de 2 ou 3 heures de la première application on enfonce un peu plus le tube, car il se sera alors produit un élargissement de la sténose ce qui permettra d'irradier toute l'étendue malade. Pour la même raison on augmentera progressivement la grosseur de la sonde et des doses suivant la facilité avec laquelle la tumeur obéit au traitement. L'amélioration serait plus durable en faisant de nouvelles applications toutes les quatre à cinq semaines, alternées avec le cathétérisme de l'œsophage en laissant la sonde en place pendant 3 ou 4 heures.

Le Dr CHEVALIER-JACKSON utilise en général 100 mgr. contenus dans un petit tube et fixé par un anneau à un fil métallique maléable passé par un mandrin. Le tube mobile dans la direction du pointillé pourra se frayer plus facilement son chemin à travers la sténose. Dans des cas spéciaux de diverticules cancéreux, le tube à radium pourra même être couché au fond de la sténose. Le tout est laissé in situ pendant 2 à 3 heures. Les applications étant répétées un jour sur deux, dix fois environ.

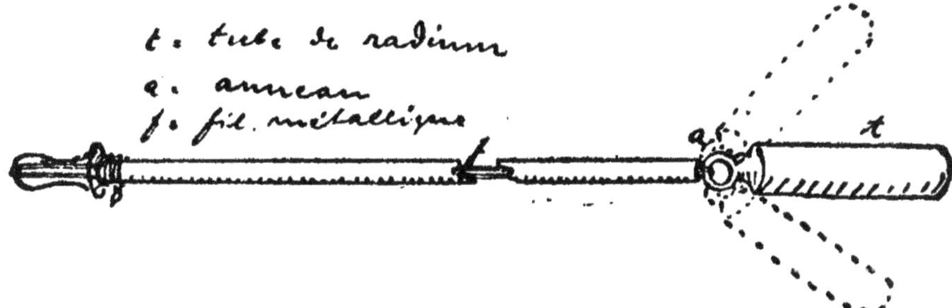

Figure 1

La fixation du tube dans l'œsophage est une condition difficile à remplir. La certitude que le porte-radium est en contact avec le tissu néoplasique ne peut nous être donné que par l'œsophagoscopie. On peut s'en rendre compte par de fréquentes inspections. On a conseillé de surveiller la position de la capsule au moyen de la radioscopie. Cette méthode est passive d'objections à cause de son inexactitude, la position précise du rétrécissement n'étant pas visible sans bismuth sur l'écran.

Comme les difficultés de technique résident surtout dans la mise en place du radium, on s'est ingénié à trouver un remède à cette situation. Ainsi MM. BENSAUDE et HILLEMAND ont eu recours au cathétérisme sur fil conducteur, fil avalé et ancré dans les intestins et permettant ainsi étant tendu, d'enfiler le tube de radium et de le faire parvenir au véritable lieu d'élection sans risque de perforation.

D'après GUIZEZ on pourrait réaliser une bonne mise en place à l'aide des procédés que l'on a employé pour la dilatation continue en cas de rétrécissement cica-

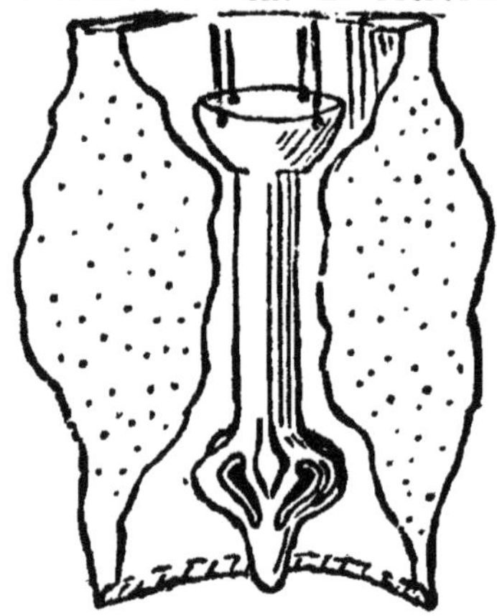

Figure 2

triciel. On peut se servir à ce sujet d'un drain à incubation d'une longueur supérieure à l'étendue du cancer. Ce drain (voy. fig. 2) renflé à son extrémité inférieure pourra grâce aux fenêtres pratiquées dans sa paroi être tendu par une baleine et permettra ainsi son passage par le détroit cancéreux. Il reprendra, la baleine retirée, sa forme conique. De même l'extrémité supérieure a un bord élargi pour être maintenu au-dessus de la sténose. Le tout sera fixé par deux ou trois fils de soie rigide.

Dans des cas de gastrostomie une technique toute nouvelle vient d'apporter des chances de succès bien supérieur par le procédé du fil sans fin. Le Dr SARGNON de Lyon et le Dr LEDOUX à Bruxelles se sont spécialisés dans cette étude. Par ce dernier notamment la gastrostomie est pratiquée obligatoirement, pour permettre l'alimentation du malade, mettre l'œsophagoscope au repos et employer sa méthode du fil sans fin. A ce sujet il dit: « La gastrostomie faite sous novocaïne est tout à fait bénigne et toute objection doit tomber devant l'inéluctabilité de l'issue fatale, si on ne met pas en œuvre tous les moyens thérapeutiques. »

Un fil relié à du plomb est dégluti et sera repéché dans l'estomac. L'appareil porte-radium, composé d'une chaîne de tubes est passé sur le bout supérieur de ce fil, rattaché au bout inférieur, sortant par l'ouverture de la gastrostomie, formant un fil sans fin. La mise en place est effectuée sous l'écran radioscopique et sous le contrôle de la bouillie bismuthée. LEDOUX emploie des doses faibles espacées pendant 10 jours arrivant ainsi à la dose de 10 à 20 mcd. ¹).

---

¹) Dans 100 mgr. de radium-élément il se détruit 7,51 millicurie d'émanation par heure. 20 mcd. en 10 jours correspondent à 2 mcd. en 24 heures, c'est-à-dire 11,11 radium-élément.

Nous suivons dans l'exposé de la technique d'auteurs français, en particulier les Ecoles de Lyon et de Paris MM. HAUTANT et MOULONGUET suivent comme règle fondamentale de la curiethérapie:

1º Emploi d'une grosse filtration pour n'utiliser que des rayons de longueur d'ondes très petites, dont, comme on le sait, la cytocausticité élective est très marquée.

2º Stérilisation en une seule séance de toute la masse néoplasique pour éviter que les cellules cancéreuses ne deviennent radio-résistantes. Les auteurs se servaient de l'émanation de radium. Les minces aiguilles de verre contenant l'émanation sont placées dans des tubes de platine à parois épaisses de 1 mm.; cet appareil est laissé en place pendant 4 jours, les doses variant suivant la forme histologique des cancers. Ils donnent en cas de baso-cellulaire 7 à 11 mcd. c'est-à-dire 17 mg. de rad. élém. égalant une dose de 20 mg. de bromure de radium, en cas de spino-cellulaire 12 à 16 mcd. en 4 jours. L'alimentation du malade est assurée grâce à du bouillon peptoné et de l'eau sucrée. L'appareil radifère saisi à son extrémité supérieure par une pince de BRUNING est mise en place sous le contrôle de l'œsophagoscope. Un solide fil de soie fixé à l'extrémité du tube d'une part, aux dents de l'autre permet de retirer l'appareil.

Le Dr GAGEY de l'Hôpital St-Antoine emploie de même une durée d'irradiation de 4 jours et de 16 mcd. et n'expose aux rayons que les cancers de 4 à 6 cm. d'étendue tout au plus. Il a recours à 4 foyers supersosés de 2 cm chacun, donnant par foyer pas plus qu'une mdc. en 24 heures. Les tubes à double filtration de 1 mm. de platine irridié et d'une chemise de 2/10 d'aluminium sont placés dans une sonde en gomme de 1 mm. d'épaisseur qui achève la filtration des rayons mous. Ces sondes ont à la partie supérieure de la zone qui porte le radium un rebord circulaire empêchera l'appareil qui de glisser plus en avant et le maintiendra à la bonne place.

Une application unique d'une durée de 24 heures seulement mais à la dose plus forte de 62 mg. équivalant à 17 mcd. détruit, semble avoir donné au Dr Collet des résultats favorables. Le siège du néoplasme est repéré au cours d'une première œsophagoscopie qui renseigne sur la perméabilité de la sténose. Une sonde demi-rigide fendue au ciseaux près de son œil pour y introduire le tube de radium est destinée à pénétrer dans la sténose néoplasique; un épaulement de gaze comprimé par des circulaires en fil de soie empêche la sonde de descendre trop profondément dans la sténose et de la dépasser. La sonde est maintenue en place par quelques fils qui l'attachent aux dents, et par d'autres fils fixés à la joue avec du leucoplaste.

Le Dr Guizez qui depuis le commencement de 1900 s'occupe du traitement du cancer de l'œsophage a publié maintes fois sa manière de la traiter. Dans ces 4 dernières années sa technique s'est peu à peu précisée. La condition indispensable pour pouvoir faire les applications de radium demande que la sténose ne soit point devenue complète, c'est-à-dire qu'il persiste encore dans l'œsophage un pertuis suffisant pour que l'on puisse y introduire la sonde porte-radium. L'emploie des tubes de radium engainé d'argent de 4/10 mm. et de 3/10 mm. platine attachés à un fil de cuivre et fixés dans une sonde olivaire n° 20; il est utile que le radium soit réparti en deux ou trois tubes pour que l'irradiation complète du canal soit atteinte. Les doses de bromure de radium nécessaires sont d'au moins 10 à 12 cgr. (5 à 6 cgr. dans chaque tube), en application pendant une durée de 4 à 5 heures environ mais ne pouvant dépasser 7 à 8 heures. En raison des réactions inflammatoires toujours possibles, il faut tâter la sensibilité de l'œsophage et la première séance ne dépassera pas 4 heures. Un intervalle de 4 à 5 jours doit exister entre chacune des premières séances, même 8 pour les dernières, au total une application de 40 à 50 heures est nécessaire.

A Lyon le Dr SARGNON, dont les cas ont été rassemblés dans une thèse de BERTHOLLON, emploie une dose de 50 à 60 mgr. de radium dans des tubes de DOMINICI de 1/10 mm. de plomb et de 3/10 mm. argent placés dans une sonde en gomme introduite par voie nasopharyngée — la fixation est ainsi plus assurée — et laissée en place pendant 24 heures.

Toutes les techniques que nous venons de passer en revue se ramènent à deux modes assez nettes. Dans le premier cas, on emploie des doses très fortes, de 100 à 150 mg. de sel de radium (GUIZEZ, CHEVALIER-JACKSON) introduites au niveau de la tumeur pendant un temps limité: 2 à 6 heures, séances répétées fréquemment à 2 et 8 jours d'intervalle. Dans le second on utilise des doses bien plus faibles, en dessous de 60 mg. (SARGNON, HAUTANT) pendant une durée prolongée de 24 heures à 4 jours.

Quelles étaient les idées théoriques qui décidaient du traitement? Tous nos auteurs, dans les années 1920 à 1923 reposent leur technique sur le principe fondamental de ce qu'on appelle en radio-thérapie profonde: le traitement unique. Effectivement il a été constaté souvent que les malades qui présentaient par la suite les meilleurs résultats thérapeutiques n'avaient pour la plupart reçu qu'une seule application de radium. D'autre part à la suite de recherches, entreprises en partie avec NOGIER, le Dr REGAUD a démontré que plus on répète les irradiations, espacées mais insuffisantes pour tuer les cellules néoplasiques, plus le cancer devient radio-résistant et se vaccine, et plus les éléments normaux au contraire deviennent radio-sensibles. Dans ces conditions tous les effets produits concourent à un mauvais résultat final. En pratique qu'en résulte-t-il? nous savons que la durée d'évolution de toutes ces cellules cancéreuses, du repos à leur division ne se fait pas à une heure déterminée Dans une tumeur prise en totalité par exemple il y a des parties longtemps en repos, soit par suite de la mauvaise nutrition ou de compression de ses éléments à force d'un accroissement trop rapide, soit par la barrière qu'impose à l'envahissement un tissu conjonctif résistant et difficile à écarter. D'autres parties se multiplient au contraire activement. De même chaque cellule elle-même a son cycle de croissance personnel. Une fois en repos, une fois en division, sans rythme précis, la division de l'une correspond au repos d'une autre. D'après ces travaux nous savons qu'une portion de cancer exige une période de huit jours au moins pour la régénération de ses cellules. La radio-sensibilité étant la plus marquée pendant la division nucléaire il s'agira de surprendre les cellules au moment de leur caryokynèse. A cet effet une irradiation de 8 jours devrait être indiquée. Parmi nos auteurs cependant certains utilisent une dose unique pendant 4 jours seulement. Sous l'action continue : la résistance des cellules diminue graduellement pendant l'état de repos, entre les divisions et surtout pendant la division. Sans même faire intervenir le rythme des divisions des cellules, il n'est pas surprenant qu'une action physique continue ét prolongée quoique d'une intensité faible, désorganise la matière vivante mieux qu'une action similaire d'intensité forte mais de courte durée. Certains éléments cancéreux peuvent tout de même échapper à l'action du radium, mais le tissu conjonctif est là qui va achever ce que le rayonnement à commencé. Il importe donc au plus haut point de respecter ce tissu conjonctif. Or que se passe-t-il au cours d'irradiations continues? Les tissus généraux ne sont pas renouvelés, ce sont les mêmes éléments anatomiques qui reçoivent les rayons et accumulent leurs effets et voient de ce fait leur résistance diminuer.

De même le traitement très intense est une erreur; en effet, lorsqu'on emploie de très fortes doses, le radium ne peut être employé que durant un temps très court, il y a des cellules cancéreuses qui risquent d'échapper à la mort et la récidive ne se laissera pas attendre.

C'est ainsi que dans nos deux cas relatés en substance à la fin de notre exposé, nous nous sommes adressés à une méthode de rayonnement qui nous a semblé conforme aux théories actuelles. Il ne sera pas nécessaire de laisser pendant 8 jours le radium en place de façon continue, l'action des rayons s'étendant également sur les anaphases et les métaphases des divisions cellulaires, c'est-à-dire: les cellules irradiées s'apprêteront ultérieurement à se diviser, mais frappées dans leur force vitale, elles entreront à ce moment en picnose et en nécrose. Avec des doses pas trop fortes (27 mg. de bromure de radium) nous irradions pendant 24 heures, avec un jour d'intervalle pendant une durée de 8 jours, tout en cherchant à dépasser largement par les tubes la zone néoplasique. Pour placer les tubes nous nous sommes servis chaque fois de l'œsophagoscope.

Il est certain que le traitement par le radium d'un cancer de l'œsophage est autrement difficile que celui d'un cancer de la peau. Les difficultés peuvent tenir:

I. à l'état du malade et dans certains cas elles aboutissent à de véritables contre-indications. Trop souvent le malade nous arrive à une période avancée de sa maladie, il est amaigri, même en voie d'inanition et par suite en réaction de défense moins énergique. Suivant GUIZEZ les vrais contre-indications du traitement seraient:

1º un état de deshydratation avancé (le waterhunger des auteurs américains),

2º une disphagie complète qui nécessiterait une gastrostomie ou une intubation caoutchoutée,

3º la paralysie récurrentielle ou des hémorragies graves, indices d'une extension trop avancée du cancer ne pouvant par le traitement que vous attirer des désagréments.

II. Elles peuvent tenir aussi *à la nature et à l'extension du néoplasme*. Nous nous heurtons à toutes les variétés de formes, de siège, de dimensions que nous connaissons déjà avec leur impossibilité d'irradiation homogène, condition primordiale d'une action manifeste. Nous savons que les lésions microscopiques peuvent très bien avoir une étendue de 1 à 2 cm .en plus que les lésions macroscopiques vues directement. Les renseignements à posséder doivent être en tous cas:

la situation, la hauteur, le calibre, la nature du cancer. Les procédés d'application se limitent jusqu'ici à la mise en place précise des tubes. D'après les auteurs, la plupart des applications ont été faites sans gastrostomie, cette opération paraissant à quelques-uns inutile et le principal avantage de la curiethérapie leur paraît être de l'éviter précisément. Nous en sommes encore toujours à l'application par les sondes qui elles-mêmes provoquent un réflexe de déglutition susceptible d'amener un déplacement. La fixation naso-pharyngienne nous semble joindre à une grande facilité de mise en place le maximum de sécurité avec un minimum de désagrémen.. Les irradiations insuffisantes doivent être rejetées à cause de leur danger de vaccination des cellules cancéreuses. Dans ces conditions elles ne peuvent être efficaces que vis-à-vis de tumeurs de petit volume, tandis que presque toutes les tumeurs de l'œsophage venues au traitement montraient une étendue minimum de 2 à 3 cm. pour ne point parler de lésions microscopiques cachées.

Résultat de la curiethérapie:

La grande variété des techniques que nous avons exposées montre clairement que toute la méthode est encore en évolution. Les résultats donnés par les différents auteurs s'en ressentent.

Pour les travaux d'avant-guerre (GUIZEZ, William HILL, EXNER, TSCHUDI) les auteurs manquent de clarté, leurs observations sont souvent mal prises, tendancieuses. Les examens œsophagoscopiques, surtout ceux postérieurs au traitement sont bien souvent négligés. L'action nécrosante sur la cellule néoplasique

donnant une augmentation du calibre de la sténose,
est prise comme signe de victoire. Au début, l'action
calmante est la première et la régulière. Diminution
des douleurs et de la dysphagie, diminution de la sialorrhée et de l'expectoration, cessation précoce du spasme
surajouté, expliquent l'amélioration du malade qui,
3 à 4 jours après le traitement peut de nouveau s'ali-
menter. Seulement de là à conclure à une guérison
durable, il y a un long chemin. En général, la récidive
est rapide. Peu à peu et surtout après la guerre les
résultats devraient devenir plus encourageants.

Nous avons devant nous une statistique de MILLS
et KIMBOROUGH sur 45 cas dont 34 devaient être traités
seulement palliativement, c'est-à-dire devaient mourir.
Leurs doses, réparties en trois tubes étaient de 3 fois
50 mgr. en 6 heures et pour 6 jours. Sur 11 cas, dont
ils espéraient une amélioration sensible, dix morts et
1 vivant encore après 18 mois. Pour leur statistique
ils ont fait un tableau de longévité, la survie étant en
général en proportion inverse avec l'évolution et la
sévérité de l'affection. Un autre tableau laisse constater
l'effet de la longueur de la maladie avant le traitement
avec les résultats acquis, résultat néfaste quand les
symptômes se manifestent de longue date.

BERTHOLLON donnant les cas traités par SARGNON
à Lyon, rapporte 11 cas, 8 morts, 1 à 3 mois après l'application du radium et 3 malades en traitement depuis
peu, nous sommes en 1920, qui sont morts depuis.

Le Dr CHEVALLIER-JACKSON, dans un récent traité,
dit : « Actuellement le cancer de l'œsophage à une mortalité de 100%, mais il y a de bonnes raisons de croire
que les chirurgiens présenteront un certain pourcentage

de guérison, quand les médecins auront pris l'habitude d'adresser rapidement à l'œsophagoscopiste tous les malades présentant la plus légère anomalie imputable à l'œsophage. Parlant du radium, il dit: «Je n'ai pas vu avec le radium des résultats justifiant l'insistance à préconiser son emploi dans les cas susceptibles de traitement opératoire. J'ai vu des effets marqués dans des cancers œsophagiens inopérables, mais jusqu'ici pas de guérison absolue ».

BOTEZ, dont nous avons relaté la technique, conclut son travail par la phrase: « somme toute, les effets du radium dans les cancers des premières voies digestives sont inférieurs, en général, à ceux du traitement opératoire et même quand ils sont favorables, on doit soumettre le malade à une surveillance prolongée dans la crainte de récidive. »

Le Dr SARGNON ayant fait avec M. le Prof. BÉRARD une enquête internationale sur cette question, a dû remarquer à la Société Nationale de Médecine et des Sciences Médicales de Lyon du 7 mars 1923 que les radiothérapeutes, y compris les Américains ont tous répondu, sauf un, qu'il n'a pas nommé, qu'ils n'avaient pas encore observé de cas de guérison.

C. W. HANFORD de Chicago relate une série de 15 cas personnels dont 4 lui parurent guéris, 5 autres restèrent toute une année sans récidive. Mais les conditions d'opération n'étaient point exposées dans l'article.

Le Dr COLLET, au Congrès Français d'Oto-Rhino-Laryngologie de 1923 expose 10 observations dont neuf sont morts en l'espace de quelques mois, un seul a résisté pendant toute une année.

Restent enfin les nombreuses publications du D^r GUIzez, où par la masse même des observations, des cas heureux ont pu être notés. 108 cas d'après sa communication à la Société de Médecine de Paris en 1921 ont été traités par lui au radium, dont plusieurs marquent une survie de plus de 18 mois, 4 à 5 même (de loin la minorité) ont passé leur deuxième année en bon état. Ce qui rehausse ces observations, c'est que dans quelques cas on a pu vérifier œsophagoscopiquement la disparition du cancer. Il résume ses expériences sur les effets du radium dans les trois énoncés suivants:

1º D'après le siège: les cancers de l'extrémité toute supérieure et ceux de la région cardiaque ont paru peu modifiés par ces applications, sans doute à cause de l'envahissement par la tumeur des régions voisines: en haut larynx et hypo-pharynx, en bas, l'estomac.

2º Au point de vue macroscopique: les formes saignantes et très bourgeonnantes sont plus difficilement attaquables par les applications de radium.

3º Il ne lui a pas paru, au contraire, qu'il y ait une relation bien évidente entre telle ou telle forme histologique et les résultats obtenus.

Depuis lors, nombre d'autres cas se sont ajoutés à sa liste d'observations, il en compte près de 300, sans que la proportion de guérisons de tout au plus 3 à 5 % se soit élevée.....

Tout commentaire affaiblirait semble-t-il la portée de ces statistiques. Les résultats immédiats obtenus par la curiethérapie sont incontestables, mais on ne peut suivre l'histoire ultérieure des malades sans éprouver une déception profonde. En attendant on doit se garder de prononcer contre la curiethérapie une condamnation prématurée; mais vraiment après la lecture de ces résultats, on ne peut se défendre de penser que pour le cancer de l'œsophage, dans l'état actuel de nos connaissances, les victoires du radium apparaissent, suivant une forte expression de LACORDAIRE comme des « victoires blessées à mort ».

Régression de la tumeur :

Il sera intéressant d'étudier en détail la régression de la tumeur par les rayons X.

DOMINICI dit que la régression se fait en quatre périodes:

1° Période d'incubation et de diminution de la douleur (analgésie dans les 24 heures).

2° Période de flux plasmatique durant 3 à 8 jours (antiseptique à arrêt de fermentation et antiphogistique, résultat: production de sphacèles et escharres sanieuses).

3° Période de régression proprement dite du 12 au 15e jour par modification rétrograde de la vitalité des cellules carcéreuses.

4° Phase de cicatrisation: disparition de l'œdème des tissus voisins, cicatrice d'un blanc rosé.

Nous assistons ainsi à une véritable fonte des cellules cancéreuses et en même temps au rajeunissement du tissu conjonctif qui arrive à dissocier les cellules cancéreuses mortes et à prendre leur place, car dans ces cancers irradiés, l'évolution clinique favorable, coïncide avec une défense active du stroma et les cas de récidive rapide avec une absence de cette réaction de défense.

La sclérose rétractile est la réaction efficace. Elle étouffe et détruit les éléments épithéliaux, mais doit être généralisée à tout le néoplasme pour aboutir à la guérison vraie. On cherche à la provoquer et on aboutit à la fin à une transformation fibreuse. L'ulcération cancéreuse s'assèche rapidement, prend bon aspect et bourgeonne ensuite comme une plaie banale en voie de cicatrisation. Par l'examen directe à l'œsophagoscope on pourra suivre l'évolution de la lésion, constater les modifications qu'apporte à la tumeur cette thérapeutique. On la voit diminuer progressivement de volume, devenir moins friable, moins facilement saignante, circonstance qui augmente d'une façon appréciable la perméabilité du conduit. Nous assistons ainsi, séance par séance à l'amélioration et au bout de 1 à 2 mois nous avons un rétrécissement cicatriciel à la place d'un ancien cancer.

La forme des cicatrices fibreuses est variable et dépend surtout de la profondeur des lésions initiales. Quand la lésoin se limite à la muqueuse et à la sous-muqueuse, il en résulte des formations nodulaires superficielles prenant l'aspect d'une bride linéaire; ou encore soit un repli semi-lunaire, soit un anneau fibreux. Ces brides fibreuses sont plus ou moins saillantes suivant que la sous-muqueuse a été ou non primitivement lésée. Dans les cas où la muqueuse a été atteinte, on observe des cicatrices épaisses, les rétrécissements calleux de ROKITANSKY.

Ce n'est que par l'œsophagoscope seul que nous pouvons juger de l'efficacité de notre traitement. Lui seul pourra donner au malade, mais surtout au médecin traitant la certitude de la guérison si toute la surface de la tumeur et toute son épaisseur s'est bien sclérosée.

La surface doit être lisse, pas veloutée, sans indice de bourgeons, blanchâtre, un peu brillante, sèche, tranchant nettement sur le fond rosâtre de la muqueuse saine. Quelques brides seules des deux côtés montrent la limite entre tissus sains et tissus sclérosés.

Tous les cas de cancer de l'œsophage publiés devraient avoir comme critère de guérison la preuve par un examen œsophagoscopique, un certain temps après le traitement, de la disparition complète au moins locale du cancer. Les cas n'ayant pu faire cette preuve, devraient être considérés comme cas reposant sur des conclusions imparfaites.

D'autant plus qu'on se dépêche bien trop à publier des cas suivis pendant un espace trop court pour assurer leur guérison.

D'après la revue de tous ces cas nous pouvons conclure que le succès est déjà beau, si le malade vit encore une année après et nous pensons aux statistiques qui donnent un maximum de temps à vivre aux malheureux atteints de cancer de l'œsophage de 5 à 6 mois, soit après gastrostomie, soit même après traitement aux rayons X. Peut-on conclure à la guérison lorsqu'on constate la cicatrisation complète. Il est évident que l'on peut admettre le malade comme guéri quand cette constatation est faite deux ans après la fin du traitement. Ces faits sont actuellement exceptionnels. Ce que l'on observe en général c'est après 2 ou 3 mois la disparition de la tumeur, mais alors le plus souvent elle récidive sur place ou bien des métastases latentes se manifestent. C'est donc après cet espace de temps de 2 à 3 mois de complète guérison apparente que recommencent généralement les symptômes d'un nouveau début de maladie, comme cela a été le cas dans presque toutes les observations citées dans notre travail. Les premiers six mois bien passés on a surmonté les premiers obstacles. Mais nous connaissons des cas où la tumeur encore existante était en repos relatif pendant longtemps pour brusquement un jour s'agrandir et envahir le terrain. La rechute peut toujours survenir et la fin est sans doute toujours fatale.

Nous apportons à la fin de cette thèse les observations détaillées de deux malades, les deux seuls que nous avons rencontrés qui, après examen approfondi, semblaient pouvoir être très améliorés, peut-être même gué·ris par le radium.

OBSERVATION 1re.

Monsieur P... Joseph, 48 ans, est entré le 1er mars 1923, à la clinique chirurgicale A (Professeur Sencert) pour dysphagie. Antécédents héréditaires : sans particularité.

Antécédents personnels : il n'a jamais été sérieusement malade, il est marié, sa femme et ses trois enfants sont en bonne santé. Il n'est pas un grand fumeur, il n'a pas l'habitude de manger ses aliments trop chauds.

Depuis une année environ, le malade se ressent d'une certaine gêne pendant la déglutition. Cette gêne se porte surtout sur les aliments consistants. Actuellement cette gêne s'accentue, le malade ne peut plus avaler ni viande, ni pain, seuls les aliments comme purée de pomme de terre ou pain trempé passent encore, mais avec difficulté. Le malade ne se nourrit qu'à l'aide de liquides qu'il doit avaler avec précaution et lentement. Il n'éprouve pas de douleurs, il n'a pas de régurgitations. On ne sent pas de ganglions. Quoique en état de nutrition satisfaisante, il prétend avoir beaucoup maigri, fait explicable par le peu de nourriture substantielle qu'il prenait.

Dès son entrée, on est à peu près fixé sur son état. On procède aux différentes épreuves.

Radioscopie. On fait avaler au malade une pâte au bismuth qui ne montre pas grand'chose. La pâte passe néanmoins avec difficulté à un certain point situé entre la cinquième et la sixième vertèbre dorsale, mais sans rétrécissement net. Cette place est néanmoins suspecte. On ne distingue pas d'ombre œsophagienne proprement dite, ni aucune ombre hilaire.

2 mars 1923. Œsophagoscopie : D'après l'épreuve précédente, on devait situer le cancer probable dans la partie thoracique. Après cocaïnisation de proche en proche, le tube fut introduit sans mandrin et sous le contrôle exact de la vue. Tout en se débarrassant des sécrétions et en explorant avec le porte-coton, nous aperçûmes après avoir dépassé l'hiatus aortique encore bien pulsatil à 24 ctm. de l'arcade dentaire, un déplissement moins facile de la muqueuse. La vue était troublée par un amas de sécrétions qu'on dut enlever par la pompe aspiratrice. Par une pression douce du porte-coton, on sentait l'induration de la paroi. Le tube était arrêté et nous constations un rétrécissement néoplasique à 25 cm. de profondeur. Sur tout le côté bas et sur une étendue de 1 à 2 ctm. de la grandeur d'une pièce de 1 fr., on distinguait des boursouflements de teinte rougeâtre saignant peu. La lumière œsophagienne était rétrécie : le cathétérisme de la sténose ne permit de passer que la sonde n° 15.

Biopsie : La biopsie fut pratiquée aussitôt avec des pinces fenêtrées qui, malheureusement, ne purent saisir un fragment important, vu le peu d'étendue de bourgeons vraiment proéminents. Aussi la réponse de l'Institut de l'Anatomie pathologique donnée par M. le professeur Masson fut assez laconique : « Pièce trop exiguë, quelques cellules à type pavimenteux atypiques dont une en mitose, suspecte de cancer. Pas de trace de la musculeuse ». Cette réponse arrivée le 4 mars, on soumit le malade au traitement. D'après la réponse de la radioscopie et de l'œsophagoscopie, nous pensions à un cancer d'un développement peu rapide, d'une étendue maximum de 2 à 3 ctm., localisé vers le côté postérieu ; sans indice d'induration trop avancé de la paroi, somme toute un cancer qui pourrait donner des résultats.

6 mars, 9 heures du matin : Après un jour de repos, on refait l'œsophagoscopie, on dilate l'orifice par des sondes successives juqu'à concurrence de la sonde n° 18, nécessaire comme porte-radium. Une première application de 27 mgr. de br. de rad. placé dans cette sonde n° 18 fut faite. Le filtrage consistait en 1 mm. d'or platiné plus 1 mm 1/2. de gomme pour les rayons secondaires. Placé sous bonne vue dans la sténose, la sonde fut fixée autour du cou et des oreilles par un fort fil de soie. Pendant cette première application une forte sialorrhée, suivie d'un écoulement sanieux étaient assez désagréables au patient. Six heures plus tard un examen aux rayons permit de constater que la sonde était bien en place.

7 mars, 9 heures du matin : Après 4 heures on retire le radium, le patient a de véritable vomiques de détritus. Il se sent assez courbaturé. Température 38°. On l'alimente à l'aide d'un régime semi-liquide.

8 mars : Nouve'le application de même façon 27 mgr. pendant 24 heures.

9 mars : On retire la sonde.

10 mars : Troisième application sous œsophagoscopie. La plaie est assez propre, d'un rouge foncé ainsi que l'entourage. Le rétrécissement s'est desserré, on passe facilement la sonde n° 21. Ce sera elle qui sera chargée du radium.

11 mars : On retire la sonde. Le malade se plaint de quelques picotements, mais se sent très soulagé ; il mange du pain et de la viande sans difficulté.

14 mars : Après deux jours de repos, on fait une dernière application de 27 mgr. pendant 20 heures.

Ainsi le malade a reçu en tout trois fois mgr. en 27 24 heures plus 27 mgr. en 20 heures égalant une dose de 12 milli-curie détruits.

17 mars : Le malade rentre chez lui.

28 mai : Le malade est très satisfait. Il peut avaler même les aliments solides. Ceux-ci, il est vrai, avec un peu de difficultés. Il se trouve en bon état général. Le malade travaille comme avant sa maladie.

29 mai : Œsophagoscopie : L'instrument est arrêté par un obstacle serré, il s'agit d'un retrécissement cicatriciel, recouvert d'une muqueuse lisse, rose pâle ; celle-ci repose sur un tissu induré fibreux. Il n'y a plus trace de bourgeons ou d'ulcérations. La paroi est mobile, les battements aortiques se transmettent suffisamment. La sonde n° 25 passe justement avec un peu de difficultés. Les n° en dessous passent très bien. Par des dilatations successives on peut lui passer la sonde n° 29. On a l'impression de passer dans un canal serré à parois dures et épaisses. (Voy. figure 3.)

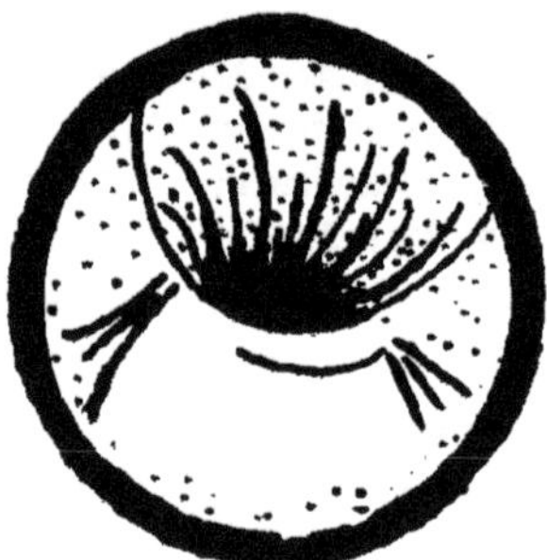

Figure 3

1er juin : Le malade rentre chez lui.

En mars 1924, on lui demande de ses nouvelles. Il écrit que, s'étant retiré en Auvergne, il ne peut revenir. Du reste il aurait encore quelques difficultés à avaler, mais son médecin ne juge pas la situation comme dangereuse.

OBSERVATION II.

Monsieur Bat..., 52 ans, garde-forestier, notable fumeur, s'est présenté à la clinique chirurgicale A le 2 mars 1923 envoyé par son médecin pour cancer de l'œsophage. Il a de la dysphagie depuis une année, mais depuis trois à quatre mois environ apparaissent des douleurs à l'intérieur de la poitrine pendant la déglutition et en dehors des repas. Son état général en souffre, il a maigri sans toutefois montrer le teint jaune des cancéreux.

Une **radiographie** avait été faite le 5 janvier à Nancy. Une ombre de 2 cm. de hauteur se montre vis-à-vis de la septième vertèbre dorsale et indique une sténose irrégulière dans le parcours du canal. En même temps on pouvait distinguer un certain épaississement de la paroi de l'œsophage, quoique à peine indiqué, pas d'ombre hilaire.

3 mars, Œsophagoscopie : A 29 cm. de profondeur on remarque une sténose assez serrée, et il semble bien exister à une place une petite ulcération, mais trop cachée par un recoin de la sténose. La paroi paraît fortement injectée. L'étendue de la sténose n'est pas considérable, la sonde douce passe juste encore ; pour les applications ultérieures du radium on dilate jusqu'à la sonde n° 16.

On pratique une **biopsie** difficile à réussir dans un tissu dont on ne voit pas bien les véritables traces du cancer. La réponse fut : soupçon de néoplasme. Fragment de muqueuse normale. Infiltration inflammatoire.

Néanmoins les séances de radiothérapie ont été commencées.

7 mars : Sous œsophagoscopie et après dilatation jusqu'à la sonde n° 18 on pratique une première application de 27 mgr. pour 24 heures.

8 mars : Le malade ne se sent pas bien, il a comme des crises d'étouffement et de fortes douleurs.

9 mars : A l'œsophagoscope on ne remarque rien de particulier, sauf des détritus bien plus nombreux que la première fois qui sont enlevés. On refait une application de 27 mgr. de 9 heures seulement.

10 mars : Le malade est encore toujours très éprouvé, il faut lui laisser un certain temps de repos.

14 mars : On pratique une œsophagoscopie, on voit une contrée affaisée, mais ulcérée, un fragment est happé et envoyé au laboratoire d'Anatomie pathologique. Cette œsophagoscopie est très désagréable au malade.

16 mars : Réponse de la seconde biopsie. épithélioma

basocellulaire. La pièce, quoique irradiée, laissait voir sa structure. On remarquait une infiltration cancéreuse d'une partie de la musculeuse prise dans ce fragment. Signe de dégénérescence des cellules. Le stroma conjonctif était en pleine réaction inflammatoire.

Avec une sonde plus large on refait une application de 27 mgr. de 6 heures seulement. Le malade la supporte assez bien.

20 mars : On voit nettement à l'œsophagoscope que les parois semblent être redevenues lisses. On applique 27 mgr. de radium pendant 24 heures.

Le malade reste à la clinique jusqu'au 24 mars. Ses forces et son appétit reviennent. La sonde n° 23 passe bien.

Le malade a donc reçu en tout: 27 mgr. de bromure de radium pendant 2 fois 24 heures, une fois 6, une fois 9 heures pendant une durée de 15 jours, égalant 14 milli-curie détruit.

Le 15 mai 1923, M. Bat... revient. Il se plaint de difficultés d'avaler, mais sans douleurs.

Œsophagoscopie : L'œsophagoscopie ne montre aucune trace de cancer, mais bien un véritable rétrécissement lisse et blanchâtre couvrant trois quart de toute la circonférence. Il s'est resserré et ne laisse plus passer que la sonde n° 19.

On rassure le malade, mais pendant tout son séjour jusqu'au 23 mai on procède au cathétérisme dilatateur de sa sténose par la méthode dite aveugle, car le pertuis est bien au milieu et la sténose résistante, pour n'avoir pas à craindre d'accidents.

En séances successives on lui fait passer les sondes jusqu'à 22, 25 et 30. On lui remet deux sondes 29 et 31, on lui apprend à s'en servir pour pouvoir une fois à la maison se dilater lui-même une fois par semaine.

Le malade est perdu de vue, mais nous apprenons qu'il est mort le 15 novembre 1923.

Nous venons de relater les observations de deux malades, il serait bon d'envisager comparativement les
différences de ces deux cas qui ont réagi différemment
au traitement.

OBSERVATION I	OBSERVATION II

Symptômes :

| Dysphagie sans douleur | Dysphagie prononcée av. douleurs. |
| Durée une année. | Durée une année. |

Aspect du cancer:

| Grandeur 1 fr.
pas d'ombre œsopha-
  gienne à l'écran
paroi peu endurée
pas d'envahissement de
  la musculeuse | Cancer baso-cellulaire as-
  sez avancé: sténose ser-
  rée
douleurs
musculeuse envahie
ombres œsophagiennes
tissu conjonctif enflammé |

Traitement :

| bien supporté. 18 mcd. | mal supporté. 14 mcd. |

Contrôle œsophagoscopique:

| deux mois après:
disparu localement | deux mois après:
disparu localement |

Résultat:

| en vie après une année | mort après huit mois. |

Nous pouvons en déduire quelques considérations:
Le premier cas ne semble pas avoir trompé les espoirs
que nous avions fondés avant de commencer le traitement. Le second cas à lésions cancéreuses bien plus
graves n'a point donné de résultat.

Le seul critère de disparition au moins temporaire
du cancer, est à nos yeux, le contrôle œsophagoscopique
répété après le traitement. Il est très difficile de rester
en communication avec les malades. Aurait-on pu
sauver l'un des malades de sa récidive probable? Il
semble bien que, le traitement unique n'ayant pas fait
ses preuves, la partie est définitivement perdue.

Traitement du Rétrécissement cicatriciel:

Un malade traité de la sorte, c'est-à-dire dont la lésion cancéreuse a fait place à un rétrécissement cicatriciel, devra être suivi un certain temps et traité si nécessaire pour éviter une augmentation du rétrécissement. Car on entend par rétrécissement cicatriciel de
l'œsophage, un état pathologique, constitué par une
altération permanente de ce canal tendant à l'oblité-
ration de la lumière, mais qui sera susceptible de transformation régressive sous l'influence d'un traitement
approprié (GUYON).

On se gardera de dilater la sténose du malade tout de
suite après le traitement curiethérapique. On laissera
s'écouler un temps suffisant tant pour permettre à la
lésion une cicatrisation parfaite, que pour ne pas irriter
une région cancéreuse d'il y a peu de temps.

Après deux à trois mois de temporisation, la nouvelle sténose a eu le temps de se former et on pourra

commencer les séances de dilatation. A cet effet on uti-
lisera des bougies de gomme, ou les bougies plombées
de BOUCHARD qui produiront sur le tissu cicatriciel
une congestion active; le tissu se ramollit et de cette
manière il devient possible d'introduire une bougie de
plus fort calibre. Nous pouvons nous servir de la dilatation temporaire progressive par séances de 5 à 10 mi-
nutes. Mais le malade étant souvent empêché de revenir,
on pourra lui apprendre le maniement des bougies dila-
tatrices. Pour parer aux risques d'une érosion et d'une
inflammation possible, on substituera à la méthode
forcée de dilatation, la méthode douce et physiologique
de déglutition simple des bougies. D'après JACOBSON
le tube dégluti descend dans l'œsophage et s'engage à
travers le pertuis.

De cette sorte, le malade peut laisser le tube en place
pendant toute la nuit par exemple, et on échappera
ainsi au danger toujours possible de la perforation.

CONCLUSIONS.

1º Dans tous les cas de cancer œsophagien il y a nécessité absolue de préciser les limites, le volume et la
nature du néoplasme quelle que doive être la méthode
thérapeutique que l'on suivra.

2º A cet effet, l'œsophagoscopie et la biopsie sont
d'une importance capitale.

3º Les résultats du traitement curiethérapique ne
sont, en général, pas favorables. Les chances de succès
dépendent d'un diagnostic aussi précoce que possible,
car la technique semble être actuellement bien réglée.

4º La disparition locale du cancer ne peut être cer-
tifiée qu'après un examen œsophagoscopique pratiqué
un certain temps après le traitement.

5º Une dilatation avec des bougies contre le rétrécissement cicatriciel devra parachever le traitement
curiethérapique.

BIBLIOGRAPHIE

A. *Thèses est traitées.*

Association française de l'étude contre le cancer, brochure, mai-juillet 1923.

BERTHOLLON — Cancer de l'œsophage et son traitement par le radium. Thèse médicale, Lyon, 1919, n° 188.

BOUCHERET — Contribution à l'examen radiologique du cancer de l'œsophage. Thèse méd., 1912, n° 390, Paris.

BOTEY, Ricardo. — Le radium dans les premières voies aériennes et digestives. Brochure éditée en 1919.

EDLING. — Studien über Radiumtherapie. Dissertation Lund, 1918, J. 151818.

GUIZEZ. — Diagnostic et traitement de rétrécissements de l'œsophage et de la trachée. Traité, Paris, 1923.

JACKSON-CHEVALIER. — Traité d'Endoscopie. Traduit par le Dr Menier, Paris, 1923.

KLEIN, Karl. — Zur Kasuistik der Oesophagoscopie. Dissertation Mainz, 1914 J. 125407.

MASSON. — Diagnostic histologique des tumeurs dans Traité de pathologie médicale et de thérapeutique appliquée. Malvoine, Paris, 1923.

MATTIEU-SENGERT-TUFFIER. — Maladies de l'estomac et de l'œsophage. Traité, Paris, 1913.

PAPE, Karl. — Diagnose des Œsophaguskrebses. Dissertation, Heidelberg, 1913 ; J. 125588.

STARK, Hugo. — Die Œsophagoscopie. Traité, Würzburg, 1905 ; J. 125787.

REVUES ET PÉRIODIQUES

ALBANUS. — Methodik der Radiumbehandlung, « Deutsche Medizinische Woche », 1912, n° 17, S. 805.

BENSAUDE & HILLEMAND. — Emploi du fil conducteur. « Presse médicale », 10 juin 1922, p. 498 à 499.

COLLET. — Radiumthérapie du pharynx et de l'œsophage. Congrès français d'O. R. L., mai 1923, in « Bulletin d'O. R. L. », p. 342 à 358.

CANUYT. — Le traitement moderne du cancer. « Hygiène médicale », Strasbourg, mai 1922, p. 235 à 260.

CHAVANNE. — Les résultats du radium en O. R. L. « Revue des thèses parues in O. R. L. international », 1921, avril, p. 168 à 175.

DOMINICI & CHÉRON. — Le traitement des cancers profonds par le radium, in « Archives de l'Electr. méd. », 1911, cahier II, p. 21.

GAGEY JEAN. — Sur le traitement du cancer de l'œsophage. « Journal de Médecine de Paris », 13 janvier 1923, in « Archives internationales de Laryngol. », mai 1923, p. 570.

GUIZEZ. — Œsophagoscopie in Soc. belge O. R. L., 1921 n° 4, p. 101 à 105.

GUIZEZ. — Radium et cancer de l'œsophage in « Paris méd. », 1920, n° 18, p. 397 in Soc. fr. d'O. R. L., p. 140 à 415 in Bulletin d'O. R. L., 1921, p. 106.

HANFORD (Chicago). — Résultats dans le traitement du cancer « The Journ. of the Amer. med. Assoc. », 7 janvier 1922, in Pr. méd. 1922, 25 mars, p. 263.

HAUTANT & MOULONGUET. — Note de technique d'œsophagoscopie. « Annales des mal. des oreilles », 1922, n° 4, p. 513.

HAUTANT & MOULONGUET. — Technique de curiethérapie dans le cancer de l'œsophage. Soc. belge d'O. R. L., n° 4, 1921, p. 115 à 119.

HELSLEY GORDON. — Métastases dans le cancer de l'œsophage. « Annales of Surgery », mars 1923, in « Maladies des Oreilles » (Annales), avril 1923, p. 451.

HILL WILLIAM. — Instruments d'œsophagoscopie. « Bulletin du Congrès de Sic. fr. d'O. R. L. », 1921, p. 343.

JACOBSON KARL. — Traitement des rétrécissements œsophagiens. « Acta oto-laryngologica ». Vol. III, fascicule 1 à 2, Stockholm, 1921, p. 146 à 155.

LACASSAGNE. — Interprétation histologique de radio-sensibilité, « Paris médical », avril 1923, n° 17, p. 376 à 380.

LEDOUX. — Diagnostic et traitement du cancer de l'œsophage. « Le Cancer », journal belge, nov. 1923, n° 1, p. 69 à 75.

LELONG MARCEL. — Diagnostic radiologique et endoscopique du cancer de l'œsophage. « Gazette des Hôpitaux », 1922, n° 53, p. 618.

MILLS & KIMBROUGH. — Technique dans le traitement du cancer de l'œsophage. Amér. J. Rœntgen, 1923, n° 10, p. 148.

MOURE. — Etudes préliminaires au traitement par les rayons X. Rapport de Congr. de Soc. fr. O. R. L., 1921, p. 9 à 56

PORTMANN. — Technique des biopsies. « Paris méd. », n° 36 septembre 1920, p. 185.

REGAUD. — La lutte anti-cancéreuse. Congr. du cancer janvier 1923, in Presse méd., mai 1923, p. 726 à 727.

SARGNON. — Considérations de l'exploration de l'œsophage « Journal de méd. de Lyon », décembre 1922, p. 597 à 609.

SARGNON. — Travaux lyonnais récents sur la radio-thérapie in « Archives internes de Lar. », 1922, p. 423 à 437.

SARGNON. — Contribution au traitement du cancer de l'œsophage. Congrès de Soc. d'O. R. L. 1920, p. 170 à 181.

SENCERT. — Rétrécissement cicatriciel. « Revue méd. de l'Est », Nancy, 1906, p. 54 à 58.

TABLE DES MATIÈRES.

Avant-Propos   7
Introduction   9

  I. Généralités à propos du cancer de l'œsophage .   11

 II. Le diagnostic:

    Cathétérisme.   17
    Radiographie   18
    Œsophagoscopie   20
    Biopsie   25

III. Le traitement:

    Généralités.   32
    Les différentes techniques   36
    Résultats *a)* statistiques   48
              b) évolution des lésions   52
    Nos observations   56
    Traitement du rétrécissement   62
Conclusions   65
Bibliographie   67